PRÉFECTURE DU DÉPARTEMENT DE LA SEINE

DIRECTION DE L'EXTENSION DE PARIS

LOIS
SUR LES
Monuments historiques et sur les Sites artistiques

LISTE
DES
Monuments historiques et des Sites artistiques classés
situés dans le Département de la Seine
(Paris et Banlieue)

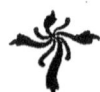

PARIS
IMPRIMERIE ET LIBRAIRIE CENTRALES DES CHEMINS DE FER
IMPRIMERIE CHAIX
SOCIÉTÉ ANONYME AU CAPITAL DE TROIS MILLIONS
Rue Bergère, 20
1919

PRÉFECTURE DU DÉPARTEMENT DE LA SEINE

DIRECTION DE L'EXTENSION DE PARIS

LOIS
SUR LES
Monuments historiques et sur les Sites artistiques

LISTE
DES
Monuments historiques et des Sites artistiques classés

situés dans le Département de la Seine

(Paris et Banlieue)

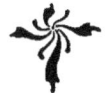

PARIS
IMPRIMERIE ET LIBRAIRIE CENTRALES DES CHEMINS DE FER
IMPRIMERIE CHAIX
SOCIÉTÉ ANONYME AU CAPITAL DE TROIS MILLIONS
Rue Bergère, 20
1919

SOMMAIRE

	Pages.
Avertissement.	3
Loi du 31 décembre 1913 sur les monuments historiques.	5
Liste des monuments historiques classés :	
Situés à Paris	17
Situés dans les communes suburbaines du département de la Seine.	26
Loi du 21 avril 1906, organisant la protection des sites et monuments naturels, de caractère artistique	29
Liste des sites artistiques classés, situés dans le département de la Seine (Paris et Banlieue).	31
Loi du 20 avril 1910, interdisant l'affichage sur les monuments historiques et dans les sites ou sur les monuments naturels de caractère artistique	32

AVERTISSEMENT

La liste donnée ici des monuments historiques du département de la Seine a été établie d'après celle parue au Journal Officiel du 18 avril 1914, en exécution de l'article 2 de la loi du 31 décembre 1913. On y a ajouté les édifices classés depuis, en mentionnant pour chacun d'eux la date de l'arrêté ministériel de classement.

Les monuments ont été rangés dans l'ordre numérique des arrondissements, pour Paris; et dans l'ordre alphabétique des communes, pour la banlieue.

Dans chaque arrondissement, on a groupé en catégories distinctes : les immeubles de l'État, ceux de la Ville de Paris, ceux de l'Assistance Publique, ceux des particuliers.

La situation exacte de chaque monument, en règle générale, a été marquée par l'indication de la rue où il est situé et du numéro qu'il y porte.

LOI SUR LES MONUMENTS HISTORIQUES

Le Sénat et la Chambre des députés ont adopté :
Le Président de la République promulgue la loi dont la teneur suit :

CHAPITRE PREMIER

Des immeubles.

ARTICLE PREMIER. — Les immeubles dont la conservation présente, au point de vue de l'histoire ou de l'art, un intérêt public, sont classés comme monuments historiques en totalité ou en partie par les soins du ministre des beaux-arts, selon les distinctions établies par les articles ci-après.

Sont compris parmi les immeubles susceptibles d'être classés, aux termes de la présente loi, les monuments mégalithiques, les terrains qui renferment des stations ou gisements préhistoriques et les immeubles dont le classement est nécessaire pour isoler, dégager ou assainir un immeuble classé ou proposé pour le classement.

A compter du jour où l'administration des beaux-arts notifie au propriétaire sa proposition de classement, tous les effets du classement s'appliquent de plein droit à l'immeuble visé. Ils cessent de s'appliquer si la décision de classement n'intervient pas dans les six mois de cette notification. Tout arrêté ou décret qui prononcera un classement après la promulgation de la présente loi sera transcrit, par les soins de l'administration des beaux-arts au bureau des hypothèques de la situation de l'immeuble classé. Cette transcription ne donnera lieu à aucune perception au profit du Trésor.

ART. 2. — Sont considérés comme régulièrement classés avant la promulgation de la présente loi :

1º Les immeubles inscrits sur la liste générale des monuments classés, publiée officiellement en 1900 par la direction des beaux-arts;

2° Les immeubles compris ou non dans cette liste, ayant fait l'objet d'arrêtés ou de décrets de classement, conformément aux dispositions de la loi du 30 mars 1887.

Dans un délai de trois mois, la liste des immeubles considérés comme classés avant la promulgation de la présente loi sera publiée au *Journal officiel*. Il sera dressé, pour chacun des dits immeubles, un extrait de la liste reproduisant tout ce qui le concerne; cet extrait sera transcrit au bureau des hypothèques de la situation de l'immeuble par les soins de l'administration d s beaux-arts. Cette transcription ne donnera lieu à aucune perception au profit du Trésor.

La liste des immeubles classés sera tenue à jour et rééditée au moins tous les dix ans.

Il sera dressé, en outre, dans le délai de trois ans, un inventaire supplémentaire de tous les édifices ou parties d'édifices publics ou privés qui, sans justifier une demande de classement immédiat, présentent cependant un intérêt archéologique suffisant pour en rendre désirable la préservation. L'inscription sur cette liste sera notifiée aux propriétaires et entraînera pour eux l'obligation de ne procéder à aucune modification de l'immeuble inscrit sans avoir, quinze jours auparavant, avisé l'autorité préfectorale de leur intention.

Art. 3. — L'immeuble appartenant à l'État est classé par arrêté du ministre des beaux-arts, en cas d'accord avec le ministre dans les attributions duquel ledit immeuble se trouve placé.

Dans le cas contraire, le classement est prononcé par un décret en Conseil d'État.

Art. 4. — L'immeuble appartenant à un département, à une commune ou à un établissement public est classé par un arrêté du ministre des beaux-arts, s'il y a consentement du propriétaire et avis conforme du ministre sous l'autorité duquel il est placé.

En cas de désaccord, le classement est prononcé par un décret en Conseil d'État.

Art. 5. — L'immeuble appartenant à toute personne autre que celles énumérées aux articles 3 et 4 est classé par arrêté du ministre des beaux-arts, s'il y a consentement du propriétaire. L'arrêté détermine les conditions du classement. S'il y a contestation sur l'interprétation ou l'exécution de cet acte, il est statué par le ministre des beaux-arts, sauf recours au Conseil d'État statuant au contentieux.

A défaut du consentement du propriétaire, le classement est prononcé par décret en Conseil d'État. Le classement pourra donner lieu au payement d'une indemnité représentative du préjudice pouvant résulter pour le propriétaire de l'application de la servitude de classement d'office instituée par le présent paragraphe. La demande devra être produite dans les six mois à dater de la notification du décret de classement; cet acte informera le propriétaire de son droit éventuel à une indemnité. Les contestations relatives à l'indemnité sont jugées en premier ressort par le juge de paix du canton; s'il y a expertise, il peut n'être nommé qu'un seul expert. Si le montant de la demande excède 300 francs, il y aura lieu à appel devant le tribunal civil.

Art. 6. — Le ministre des beaux-arts peut toujours, en se conformant aux prescriptions de la loi du 3 mai 1841, poursuivre au nom de l'État l'expropriation d'un immeuble déjà classé ou proposé pour le classement, en raison de l'intérêt public qu'il offre au point de vue de l'histoire ou de l'art. Les départements et les communes ont la même faculté.

La même faculté leur est ouverte à l'égard des immeubles dont l'acquisition est nécessaire pour isoler, dégager ou assainir un immeuble classé ou proposé pour le classement.

Dans ces divers cas, l'utilité publique est déclarée par un décret en Conseil d'État.

Art. 7. — A compter du jour où l'administration des beaux-arts notifie au propriétaire d'un immeuble non classé son intention d'en poursuivre l'expropriation, tous les effets du classement s'appliquent de plein droit à l'immeuble visé. Ils cessent de s'appliquer si la déclaration d'utilité publique n'intervient pas dans les six mois de cette notification.

Lorsque l'utilité publique a été déclarée, l'immeuble peut être classé sans autres formalités par arrêté du ministre des beaux-arts. A défaut d'arrêté de classement, il demeure néanmoins provisoirement soumis à tous les effets du classement, mais cette sujétion cesse de plein droit si, dans les trois mois de la déclaration d'utilité publique, l'administration ne poursuit pas l'obtention du jugement d'expropriation.

Art. 8. — Les effets du classement suivent l'immeuble classé, en quelques mains qu'il passe.

Quiconque aliène un immeuble classé est tenu de faire connaître à l'acquéreur l'existence du classement.

Toute aliénation d'un immeuble classé doit, dans les quinze jours de sa date, être notifiée au ministre des beaux-arts par celui qui l'a consentie.

L'immeuble classé qui appartient à l'État, à un département, à une commune, à un établissement public, ne peut être aliéné qu'après que le ministre des beaux-arts a été appelé à présenter ses observations; il devra les présenter dans le délai de quinze jours après la notification. Le ministre pourra, dans le délai de cinq ans, faire prononcer la nullité de l'aliénation consentie sans l'accomplissement de cette formalité.

Art. 9. — L'immeuble classé ne peut être détruit ou déplacé, même en partie, ni être l'objet d'un travail de restauration, de réparation ou de modification quelconque, si le ministre des beaux-arts n'y a donné son consentement.

Les travaux autorisés par le ministre s'exécutent sous la surveillance de son administration.

Le ministre des Beaux-Arts peut toujours faire exécuter par les soins de son administration et aux frais de l'État, avec le concours éventuel des intéressés, les travaux de réparation ou d'entretien qui sont jugés indispensables à la conservation des monuments classés n'appartenant pas à l'État.

Art. 10. — Pour assurer l'exécution des travaux urgents de consolidation dans les immeubles classés, l'Administration des Beaux-Arts, à défaut d'accord amiable avec les propriétaires, peut, s'il est nécessaire, autoriser l'occupation temporaire de ces immeubles ou des immeubles voisins.

Cette occupation est ordonnée par un arrêté préfectoral préalablement notifié au propriétaire, et sa durée ne peut, en aucun cas excéder six mois.

En cas de préjudice causé, elle donne lieu à une indemnité qui est réglée dans les conditions prévues par la loi du 29 décembre 1892.

Art. 11. — Aucun immeuble classé ou proposé pour le classement ne peut être compris dans une enquête aux fins d'expropriation pour cause d'utilité publique qu'après que le Ministre des Beaux-Arts aura été appelé à présenter ses observations.

Art. 12. — Aucune construction neuve ne peut être adossée à un immeuble classé sans une autorisation spéciale du Ministre des Beaux-Arts.

Nul ne peut acquérir de droit par prescription sur un immeuble classé.

Les servitudes légales qui peuvent causer la dégradation des monuments ne sont pas applicables aux immeubles classés. Aucune servitude ne peut être établie par convention sur un immeuble classé, qu'avec l'agrément du Ministre des Beaux-Arts.

Le déclassement total ou partiel d'un immeuble classé est prononcé par un décret en Conseil d'État, soit sur la proposition du Ministre des Beaux-Arts, soit à la demande du propriétaire. Le déclassement est notifié aux intéressés et transcrit au bureau des hypothèques de la situation des biens.

CHAPITRE II

Des objets mobiliers.

Art. 14. — Les objets mobiliers, soit meubles proprement dits, soit immeubles par destination, dont la conservation présente, au point de vue de l'histoire ou de l'art, un intérêt public, peuvent être classés par les soins du Ministre des Beaux-Arts.

Les effets du classement subsistent à l'égard des immeubles par destination classés qui redeviennent des meubles proprement dits.

Art. 15. — Le classement des objets mobiliers est prononcé par un arrêté du Ministre des Beaux-Arts lorsque l'objet appartient à l'État, à un département, à une commune ou à un établissement public. Il est notifié aux intéressés.

Le classement devient définitif si le ministre de qui relève l'objet ou la personne publique propriétaire n'ont pas réclamé dans le délai de six mois, à dater de la notification qui leur en a été faite. En cas de réclamation il sera statué par décret en Conseil d'État. Toutefois à compter du jour de la notification, tous les effets de classement s'appliquent provisoirement et de plein droit à l'objet mobilier visé.

Art. 16. — Les objets mobiliers, appartenant à toute personne autre que celles énumérées à l'article précédent, peuvent être classés, avec le consentement du propriétaire, par arrêté du Ministre des Beaux-Arts.

A défaut du consentement du propriétaire, le classement ne peut être prononcé que par une loi spéciale.

Art. 17. — Il sera dressé, par les soins du Ministre des Beaux-Arts, une liste générale des objets mobiliers classés, rangés par département. Un exemplaire de cette liste, tenu à jour, sera déposé au Ministère des Beaux-Arts et à la préfecture de chaque département. Il pourra être communiqué sous les conditions déterminées par un règlement d'administration publique.

Art. 18. — Tous les objets mobiliers classés sont imprescriptibles.

Les objets classés appartenant à l'État sont inaliénables.

Les objets classés appartenant à un département, à une commune, à un établissement public ou d'utilité publique ne peuvent être aliénés qu'avec l'autorisation du Ministre des Beaux-Arts et dans les formes prévues par les lois et règlements. La propriété ne peut en être transférée qu'à l'État, à une personne publique ou à un établissement d'utilité publique.

Art. 19. — Les effets du classement suivent l'objet, en quelques mains qu'il passe.

Tout particulier qui aliène un objet classé est tenu de faire connaître à l'acquéreur l'existence du classement.

Toute aliénation doit, dans les quinze jours de la date de son accomplissement, être notifiée au Ministère des Beaux-Arts par celui qui l'a consentie.

Art. 20. — L'acquisition faite en violation de l'art. 18, deuxième et troisième alinéas, est nulle. Les actions en nullité ou en revendication peuvent être exercées à toute époque tant par le Ministre des Beaux-Arts que par le propriétaire originaire. Elles s'exercent sans préjudice des demandes en dommages-intérêts qui peuvent être dirigées, soit contre les parties contractantes solidairement responsables, soit contre l'officier public qui a prêté son concours à l'aliénation. Lorsque l'aliénation illicite a été consentie par une personne publique ou un établissement d'utilité publique, cette action en dommages-intérêts est exercée par le Ministre des Beaux-Arts au nom et au profit de l'État.

L'acquéreur ou sous-acquéreur de bonne foi, entre les mains duquel l'objet est revendiqué, a droit au remboursement de son prix d'acquisition ; si la revendication est exercée par le Ministre des Beaux-Arts, celui-ci aura recours contre le vendeur originaire pour le montant intégral de l'indemnité qu'il aura dû payer à l'acquéreur ou sous-acquéreur.

Les dispositions du présent article sont applicables aux objets perdus ou volés.

Art. 21. — L'exportation hors de France des objets classés est interdite.

Art. 22. — Les objets classés ne peuvent être modifiés, réparés ou restaurés sans l'autorisation du Ministre des Beaux-Arts ni hors la surveillance de son administration.

Art. 23. — Il est procédé, par l'administration des Beaux-Arts, au moins tous les cinq ans, au récolement des objets mobiliers classés.

En outre, les propriétaires ou détenteurs de ces objets sont tenus, lorsqu'ils en sont requis, de les représenter aux agents accrédités par le Ministre des Beaux-Arts.

Art. 24. — Le déclassement d'un objet mobilier classé peut être prononcé par le Ministre des Beaux-Arts, soit d'office, soit à la demande du propriétaire. Il est notifié aux intéressés.

CHAPITRE III

De la garde et de la conservation des monuments historiques.

Art. 25. — Les différents services de l'État, les départements, les communes, les établissements publics ou d'utilité publique sont tenus d'assurer la garde et la conservation des objets mobiliers classés dont ils sont propriétaires, affectataires ou dépositaires, et de prendre à cet effet les mesures nécessaires.

Les dépenses nécessitées par ces mesures sont, à l'exception des frais de construction ou de reconstruction des locaux, obligatoires pour le département ou la commune.

A défaut par un département ou une commune de prendre les mesures reconnues nécessaires par le ministre des Beaux-Arts, il peut y être pourvu d'office, après une mise en demeure restée sans effet, par décision du même ministre.

En raison des charges par eux supportées pour l'exécution de ces mesures, les départements et les communes pourront être autorisés à établir un droit de visite dont le montant sera fixé par le préfet après approbation du Ministre des Beaux-Arts.

Art. 26. — Lorsque l'Administration des Beaux-Arts estime que la conservation ou la sécurité d'un objet classé, appartenant à un département, à une commune ou à un établissement public, est mise en péril, et lorsque la collectivité propriétaire, affectataire ou dépositaire, ne veut ou ne peut pas prendre immédiatement les mesures jugées nécessaires par l'administration, pour remédier à cet état de choses, le Ministre des Beaux-Arts peut ordonner d'urgence, par arrêté motivé, aux frais de son administration, les mesures conservatoires utiles, et de même, en cas de nécessité dûment démontrée, le transfert provisoire de l'objet dans un trésor de cathédrale, s'il est affecté au culte, et, s'il ne l'est pas, dans un musée ou autre lieu public national, départemental ou communal, offrant les garanties de sécurité voulues et, autant que possible, situé dans le voisinage de l'emplacement primitif.

Dans un délai de trois mois à compter de ce transfert provisoire, les conditions nécessaires pour la garde et la conservation de l'objet dans son emplacement primitif devront être déterminées par une commission réunie sur la convocation du préfet et composée :

1° Du préfet, président de droit ;

2° D'un délégué du Ministère des Beaux-Arts ;

3° De l'archiviste départemental ;

4° De l'architecte des monuments historiques du département ;

5° D'un président ou secrétaire de société régionale, historique, archéologique ou artistique, désigné à cet effet pour une durée de trois ans par arrêté du Ministre des Beaux-Arts ;

6° Du maire de la commune ;

7° Du conseiller général du canton ;

La collectivité propriétaire, affectataire ou dépositaire, pourra, à toute époque, obtenir la réintégration de l'objet dans son emplacement primitif, si elle justifie que les conditions exigées y sont désormais réalisées.

Art. 27. — Les gardiens d'immeubles ou d'objets classés appartenant à des départements, à des communes ou à des établissements publics, doivent être agréés et commissionnés par le préfet.

Le préfet est tenu de faire connaître son agrément ou son refus d'agréer dans le délai d'un mois. Faute par la personne publique intéressée de présenter un gardien à l'agrément du préfet, celui-ci en pourra désigner un d'office.

Le montant du traitement des gardiens doit être approuvé par le préfet.

Les gardiens ne peuvent être révoqués que par le préfet.

Ils doivent être assermentés.

CHAPITRE IV

Fouilles et découvertes.

Art. 28. — Lorsque, par suite de fouilles de travaux ou d'un fait quelconque, on a découvert des monuments, des ruines, des inscriptions ou des objets pouvant intéresser l'archéologie, l'histoire ou l'art, sur des terrains appartenant à l'État, à un département, à une commune, à un établissement public ou d'utilité publique, le maire de la commune doit assurer la conservation provisoire des objets découverts et aviser immédiatement le préfet des mesures prises.

Le préfet en réfère, dans le plus bref délai, au Ministre des Beaux-Arts qui statue sur les mesures définitives à prendre.

Si la découverte a lieu sur le terrain d'un particulier, le maire en avise le préfet. Sur le rapport du préfet, le ministre peut poursuivre l'expropriation dudit terrain, en tout ou en partie pour cause d'utilité publique, suivant les formes de la loi du 3 mai 1841.

CHAPITRE V

Dispositions pénales.

Art. 29. — Toute infraction aux dispositions du paragraphe 4 de l'article 2 (modification, sans avis préalable, d'un immeuble inscrit sur l'inventaire supplémentaire), des paragraphes 2 et 3 de l'article 8 (aliénation d'un immeuble classé), des paragraphes 2 et 3 de l'article 19 (aliénation d'un objet mobilier classé) du paragraphe 2 de l'article 23 (représentation des objets mobiliers classés) sera punie d'une amende de 16 à 300 francs.

Art. 30. — Toute infraction aux dispositions du paragraphe 3 de l'article premier (effets de la proposition de classement d'un immeuble), de l'article 7 (effet de la notification d'une demande d'expropriation), des paragraphes 1 et 2 de l'article 9 (modification d'un immeuble classé), de l'article 12 (constructions neuves, servitudes) ou de l'article 22 (modification d'un objet mobilier classé) de la présente loi, sera punie d'une amende de seize à mille cinq cents francs (16 à 1.500 fr.) ; sans préjudice de l'action en dommages-intérêts qui pourra être exercée contre ceux qui auront ordonné les travaux exécutés ou les mesures prises en violation desdits articles.

Art. 31. — Quiconque aura aliéné, sciemment acquis ou exporté un objet mobilier classé, en violation de l'article 18 ou de l'article 21 de la présente loi, sera puni d'une amende de cent à dix mille francs (100 à 10.000 fr.) et d'un emprisonnement de six jours à trois mois, ou de l'une de ces deux peines seulement, sans préjudice des actions en dommages-intérêts visées en l'article 20, paragraphe premier.

Art. 32. — Quiconque aura intentionnellement détruit, abattu, mutilé ou dégradé un immeuble ou un objet mobilier classé sera puni des peines portées à l'article 257 du Code pénal, sans préjudice de tous dommages-intérêts.

Art. 33. — Les infractions prévues dans les quatre articles précédents seront constatées à la diligence du Ministre des Beaux-Arts. Elles pourront l'être par des procès-verbaux dressés par les conservateurs ou les gardiens d'immeubles ou objets mobiliers classés, dûment assermentés à cet effet.

Art. 34. — Tout conservateur ou gardien qui, par suite de négligence grave, aura laissé détruire, abattre, mutiler, dégrader ou soustraire soit un immeuble, soit un objet mobilier classé, sera puni d'un emprisonnement de huit jours à trois mois et d'une amende de seize à trois cents francs, ou de l'une de ces deux peines seulement.

Art. 35. — L'article 463 du Code pénal est applicable dans les cas prévus au présent chapitre.

CHAPITRE VI

Dispositions diverses.

Art. 36. — La présente loi pourra être étendue à l'Algérie et aux colonies, par des règlements d'administration publique qui détermineront dans quelles conditions et suivant quelles modalités elle y sera applicable.

Jusqu'à la promulgation du règlement concernant l'Algérie, l'article 16 de la loi du 30 mars 1887 restera applicable à ce territoire.

Art. 37. — Un règlement d'administration publique déterminera les détails d'application de la présente loi.

Ce règlement sera rendu après avis de la commission des monuments historiques.

Cette commission sera également consultée par le Ministre des Beaux-Arts pour toutes les décisions prises en exécution de la présente loi.

Art. 38. — Les dispositions de la présente loi sont applicables à tous les immeubles et objets mobiliers régulièrement classés avant sa promulgation.

Art. 39. — Sont abrogées les lois du 30 mars 1887, du 19 juillet 1909 et du 16 février 1912 sur la conservation des monuments et objets d'art ayant un intérêt historique et artistique, les paragraphes 4 et 5 de l'article 17 de la loi du 9 décembre 1905 sur la séparation des Églises et de l'État et généralement toutes dispositions contraires à la présente loi.

La présente loi délibérée et adoptée par le Sénat et par la Chambre des Députés, sera exécutée comme loi de l'État.

Fait à Paris le 31 décembre 1913.

Signé : R. POINCARÉ.

Par le Président de la République :
*Le Ministre de l'Instruction Publique
et des Beaux-Arts,*
Signé : RENÉ VIVIANI.

Le Ministre de l'Intérieur,
Signé : RENÉ RENOULT.

LISTE DES MONUMENTS CLASSÉS A PARIS

ET DANS LES
COMMUNES SUBURBAINES DU DÉPARTEMENT DE LA SEINE

Premier Arrondissement.

Immeubles appartenant à l'État.

Arc de triomphe du Carrousel, place du Carrousel.
Hôtel du Ministère de la Justice (Façade de l'), place Vendôme, 11 et 13.
Palais du Louvre et des Tuileries, rue du Louvre, quais du Louvre et des Tuileries, avenue Paul-Déroulède, rue de Rivoli.
Pont-Neuf.
Sainte-Chapelle, boulevard du Palais, 4.

Immeuble indivis entre l'État,
le Département de la Seine et la Ville de Paris.

Palais de Justice, boulevard du Palais, quai des Orfèvres, rue de Harlay et quai de l'Horloge.

Immeubles appartenant à la Ville de Paris.

Colonne de l'ancien hôtel de Soissons, rue de Viarmes.
Église de l'Assomption, rue Saint-Honoré, 265.
Église Saint-Eustache, rue du Jour, 2.
Église Saint-Germain-l'Auxerrois, place Saint-Germain-l'Auxerrois.
Église Saint-Leu, rue Saint-Denis (A. M. du 20 mai 1915.)
Église Saint-Roch, rue Saint-Honoré, 298. (A. M. du 7 décembre 1914.) — Cet arrêté a étendu à tout l'édifice le classement autrefois limité aux parois de l'église, décorées de peintures murales classées.
Fontaine des Innocents, square des Innocents.
Temple protestant de l'Oratoire du Louvre, rue Saint-Honoré, 145.

Immeubles appartenant à des particuliers.

Hôtel dit de la Chancellerie d'Orléans, rue des Bons-Enfants, 19, et rue de Valois, 10. (A. M. du 21 février 1914.)

Hôtels nos 7 et 9, place Vendôme (Façade des), anciens hôtels de l'État-Major de la Place et du Gouvernement Militaire de Paris.

Vestiges de l'enceinte de Philippe-Auguste.

La liste parue au *Journal Officiel* du 18 avril 1914 ne contient aucune précision sur l'emplacement des vestiges classés de cette enceinte qui traversait les 1er, 2e, 3e, 4e, 5e et 6e arrondissements actuels.

DEUXIÈME ARRONDISSEMENT.

Immeuble appartenant à l'État.

Galerie Mazarine (à la Bibliothèque Nationale), rue Vivienne.

Immeuble appartenant à la Ville de Paris.

Tour dite de Jean-sans-Peur (reste de l'ancien hôtel des ducs de Bourgogne), rue Étienne-Marcel, 20, 22.

Vestiges de l'enceinte de Philippe-Auguste.
(Voir 1er arrondissement).

TROISIÈME ARRONDISSEMENT.

Immeubles appartenant à l'État.

Hôtel de Soubise (actuellement Archives Nationales), rue des Francs-Bourgeois, 60.

Hôtel de Rohan (actuellement Imprimerie Nationale), rue Vieille-du-Temple, 87. — Classement limité au bas-relief des Chevaux du Soleil.

Hôtel de Clisson (Porte de l') (dépendance des Archives Nationales), rue des Archives.

Prieuré de Saint-Martin-des-Champs (actuellement dépendance du Conservatoire des Arts et Métiers), rue Réaumur. — Le classement s'étend à l'église, au réfectoire et aux restes de l'enceinte.

Immeubles appartenant à la Ville de Paris.

Église Saint-Denis-du-Saint-Sacrement, rue de Turenne, 68. — Classement limité à une paroi de l'église décorée d'une peinture murale classée.

Église Saint-Nicolas-des-Champs, rue Saint-Martin, 252 bis.

Hôtel Carnavalet (actuellement musée municipal), rue de Sévigné, 23.

Immeubles appartenant à des particuliers.

Maison dite de Nicolas Flamel (Façade de la), rue de Montmorency, 51.

Maison, place des Vosges, 25 (Façade de la). (A. M. du 22 septembre 1916.)

Maison, place des Vosges, 26 (Façade de la). (A. M. du 29 mai 1917.)

Maison, rue Vieille-du-Temple, 54 et rue des Francs-Bourgeois, 42. (ancien hôtel Hérouet.)

Vestiges de l'enceinte de Philippe-Auguste.

(Voir 1er arrondissement.)

QUATRIÈME ARRONDISSEMENT.

Immeubles appartenant à l'État.

Cathédrale Notre-Dame, place du Parvis-Notre-Dame.
Pont-Marie.

Immeubles appartenant à la Ville de Paris.

Cloître des Carmes-Billettes, rue des Archives, 22.

Église Saint-Gervais, place Saint-Gervais.

Église Saint-Louis-en-l'Ile, rue Saint-Louis-en-l'Ile, 19 bis. (A. M. du 20 mai 1915.)

Église Saint-Merri, rue Saint-Martin, 76.

Église Saint-Paul-Saint-Louis, rue Saint-Antoine, 99.

Église de la Visitation, rue Saint-Antoine, 17. *(Temple Sainte-Marie.)*

Hôtel de Sens, rue du Figuier, 1.

Lycée Charlemagne, rue Saint-Antoine, 101. — Classement limité aux parois du plafond de l'escalier d'honneur décorées de peintures murales classées.

Maison, place des Vosges, 14.

Maisons, place des Vosges, 6 et 12 (Façade des). (A. M. du 24 octobre 1914.)

Tour Saint-Jacques-de-la-Boucherie, square de la Tour-Saint-Jacques, rue de Rivoli.

Immeubles appartenant à des particuliers.

Hôtel de Béthune-Sully, rue Saint-Antoine, 62.

Hôtel Lambert, rue Saint-Louis-en-l'Ile, 2.

Hôtel, rue des Francs-Bourgeois, 31.

Hôtel de Lauzun, quai d'Anjou, 17.

Maisons (Façades des), place des Vosges, 2, 2 bis, 5, 9, 11, 19, 20. (A. M. du 22 septembre 1916.)

Maisons (Façades des), place des Vosges, 1, 15, 16. (A. M. du 29 mai 1917.)

Maison (Façade de la), place des Vosges, 4. (A. M. du 29 mai 1917 et du 8 août 1917.)

Maison (Façade de la), place des Vosges, 8. (A. M. du 29 mai 1917 et du 18 août 1917.)

Maison (Façade de la), place des Vosges, 3. (A. M. du 18 juin 1918).

Maison (Façade de la), place des Vosges, 18. (A. M. du 18 juin 1918.)

Vestiges de l'enceinte de Philippe-Auguste.
(Voir 1er arrondissement.)

Cinquième Arrondissement

Immeubles appartenant à l'État.

Hôpital du Val-de-Grâce (hôpital militaire), rue Saint-Jacques, 277 bis. — Étendue du classement, d'après l'arrêté ministériel du 8 juin 1914 :
    1º L'église entière avec l'ancienne chapelle (bâtiment C) ;
    2º Toutes les façades et la grille de la cour d'honneur ;
    3º Le pavillon dit d'Anne d'Autriche (façade et cheminée du rez-de-chaussée) ;
    4º Le bâtiment D (façade Est, sur le grand jardin) ;
    5º Les statues de Broussais et de Larrey.

Palais des Thermes et Hôtel de Cluny, rue du Sommerard, 24 et boulevard Saint-Michel.

Immeubles appartenant à la ville de Paris.

Arènes de Lutèce, rue des Arènes et rue Monge.
Collège des Bernardins (Restes du) (aujourd'hui caserne des pompiers), rue de Poissy, 24.
Église Saint-Étienne-du-Mont, place Sainte-Geneviève.
Église Saint-Médard, rue Mouffetard, 141.
Église Saint-Nicolas-du-Chardonnet, rue des Bernardins, 23.
Église Saint-Séverin et ancien charnier, rue des Prêtres-Saint-Séverin, 1.
Église de la Sorbonne, rue de la Sorbonne, 19.
Faculté de Médecine (ancienne), rue de la Bûcherie, 15.
Tour et Réfectoire de l'ancienne Abbaye de Sainte-Geneviève (dépendances du lycée Henri IV), rue Clovis, 23.

Immeubles appartenant à l'Assistance publique.

Église Saint-Julien-le-Pauvre, rue Saint-Julien-le-Pauvre, 3.
Hôtel Scipion (actuellement boulangerie des hôpitaux), rue Scipion, 13. — Le classement est limité à la galerie Renaissance.

Immeuble privé.

Chapelle de l'ancien collège de Beauvais, rue Jean-de-Beauvais, 9 bis.

Vestiges de l'enceinte de Philippe-Auguste.

(Voir 1er arrondissement.)

SIXIÈME ARRONDISSEMENT

Immeubles appartenant à l'État.

Château d'Anet (Façade du), cour de l'école des Beaux-Arts, rue Bonaparte, 14.
Château de Gaillon (Portique du), cour de l'école des Beaux-Arts, rue Bonaparte, 14.
Fontaine de Médicis, jardin du Luxembourg.
Hôtel de la Trémoille (Restes de l'), cour de l'école des Beaux-Arts, rue des Beaux-Arts, 14.

Palais de l'Institut, place de l'Institut, quai de Conti, 23-25.
Palais du Luxembourg, rue de Vaugirard, 17.
Pont-Neuf (déjà cité au 1er arrondissement).

Immeubles appartenant à la Ville de Paris.

Église Saint-Germain-des-Prés, rue de Rennes, 39.
Église Saint-Sulpice, place Saint-Sulpice. — Le classement, autrefois limité aux parois de l'édifice, décorées de peintures murales classées, a été étendu à l'église entière par un arrêté ministériel du 20 mai 1915.
Église de l'ancien couvent des Carmes avec ses chapelles et l'oratoire dit du Chancelier, rue de Vaugirard, 70.
Réfectoire de l'ancien couvent des Cordeliers (actuellement musée Dupuytren), rue de l'École-de-Médecine, 15.

Vestiges de l'enceinte de Philippe-Auguste.

(Voir 1er arrondissement.)

Septième Arrondissement

Immeubles appartenant à l'État.

École Militaire de Paris, avenue de La Motte-Picquet. — Le classement est limité aux constructions qui entourent la cour d'honneur : le bâtiment principal, dont la face antérieure donne sur le Champ-de-Mars et la face postérieure sur la cour d'honneur, et composé d'un pavillon central et de deux corps de logis à droite et à gauche ; — deux pavillons en retour, à droite et à gauche, et les deux galeries qui prolongent ces deux pavillons, de part et d'autre de la cour d'honneur, jusqu'à la grille qui suit ; — la grille en fer forgé qui sépare la cour d'honneur de la cour Morland et les deux petits corps de garde qui s'y intercalent.
Hôtel de l'ancien archevêché de Paris (actuellement ministère du travail et de la prévoyance sociale), rue de Grenelle, 127. — Etendue du classement : l'hôtel proprement dit avec ses boiseries sculptées, la porte d'entrée et les murs limitant les communs sur la cour d'honneur.
Hôtel des Invalides, place des Invalides.

Immeubles appartenant à la Ville de Paris.

Église Saint-Thomas-d'Aquin, place du même nom. (A. M. du 20 mai 1915.)

Fontaine, rue de Grenelle, 57-59.

Temple de Penthemont, rue de Grenelle, 104. (A. M. du 20 mai 1915.)

Huitième Arrondissement

Immeubles appartenant à l'État.

Arc de triomphe de l'Étoile, place de l'Étoile, situé à la limite des 8º, 16º et 17º arrondissements.

Chapelle expiatoire, square Louis-XVI, boulevard Haussmann. (A. M. du 22 juillet 1914.)

Palais de l'Élysée, rue du Faubourg-Saint-Honoré, 55. (A. M. du 28 octobre 1916.)

Ministère de la Marine (ancien garde-meuble), place de la Concorde, 2 et rue Royale, 2.

Immeubles appartenant à la Ville de Paris.

Église de la Madeleine, place de la Madeleine. (A. M. du 20 mai 1915.)

Rotonde du parc Monceau, boulevard de Courcelles.

Immeubles appartenant à des particuliers.

Hôtels (Façade des), place de la Concorde, 4, 6, 8, 10.

Neuvième Arrondissement

Immeubles appartenant à la Ville de Paris.

Couvent des Capucines de la Chaussée d'Antin (actuellement lycée Condorcet), rue Caumartin, 65. (A. M. du 20 mai 1915.)

Église Notre-Dame-de-Lorette, rue de Châteaudun, 18 *bis*. — Classement limité aux parois de l'église décorées de peintures murales classées.

Dixième Arrondissement

Immeubles appartenant à l'État.

Porte Saint-Denis, boulevards Saint-Denis et de Bonne-Nouvelle.

Porte Saint-Martin, boulevards Saint-Martin et Saint-Denis.

Onzième Arrondissement

Immeubles appartenant à la Ville de Paris.

Église Sainte-Marguerite, rue Saint-Bernard, 36. — Classement limité aux parois de l'église décorées de fresques classées.

Pavillons et colonnes de l'ancienne barrière du Trône, place de la Nation (situés partie sur le 11ᵉ, partie sur le 12ᵉ arrondissement).

Douzième Arrondissement.

Immeubles appartenant à la Ville de Paris.

Pavillons et colonnes de l'ancienne barrière du Trône, place de la Nation (situés partie sur le 11ᵉ, partie sur le 12ᵉ arrondissement).

Quatorzième Arrondissement.

Immeubles appartenant à la Ville de Paris.

Pavillons de l'ancienne barrière d'Enfer, place Denfert-Rochereau, 1 et 2.

Seizième Arrondissement.

Immeuble appartenant à l'État.

Arc de triomphe de l'Étoile, place de l'Étoile, situé à la limite des 8e, 16e et 17e arrondissements).

Immeuble privé.

Pavillon de Balzac, rue Berton, 24.

Dix-septième Arrondissement.

Immeuble appartenant à l'État.

Arc de triomphe de l'Étoile, place de l'Étoile, situé à la limite des 8e, 16e et 17e arrondissements.

Dix-huitième Arrondissement.

Immeuble appartenant à la Ville de Paris.

Église Saint-Pierre de Montmartre, rue du Mont-Cenis, 2.

Dix-neuvième Arrondissement.

Immeuble appartenant à la Ville de Paris.

Rotonde de la Villette, boulevard de la Villette, 202 *bis* et 204.

Vingtième Arrondissement.

Immeubles appartenant à la Ville de Paris.

Église Saint-Germain de Charonne, place Saint-Blaise.
Regards des anciennes eaux de Belleville :
- *a)* Regard de la Lanterne (enclavé dans un immeuble), rue Augustin-Thierry, 3 ;
- *b)* Regard Saint-Martin, rues des Cascades et de Savies ;
- *c)* Regard du Chaudron (enclavé dans un immeuble), rue de Palestine, 6.

Communes Suburbaines

Arcueil-Cachan :

    Aqueduc (Restes d'un), propriété de la ville de Paris.

    Église, propriété communale.

    Maison Renaissance, rue Besson, propriété de l'Assistance publique.

Aubervilliers :

    Église Notre-Dame-des-Vertus, propriété communale.

Bagneux :

    Église, propriété communale.

Boulogne-sur-Seine :

    Église, propriété communale.

Le Bourget :

    Église, propriété communale.

Champigny :

    Église, propriété communale.

Charenton :

    Pavillon d'Antoine de Navarre (actuellement hôtel de ville), propriété communale.

Clamart :

    Menhir dit « La Pierre aux Moines ».

Montreuil-sous-Bois :

    Église du Haut-Montreuil, propriété communale.

Neuilly :

    Temple de la Réserve du Roi, dit Temple de l'Amour (situé sur le point sud de l'île du Pont et provenant de l'ancien parc de Monceau), propriété privée.

Nogent-sur-Marne : *Clocher de l'Église*, propriété communale.

Le Pré Saint-Gervais : *Ouvrages des anciennes eaux du Pré Saint-Gervais* :
  a) Fontaine du Pré-Saint-Gervais, propriété de la ville de Paris.
  b) Regard des Maussins ;   —   —
  c) Regard du Trou-Morin ;   —   —
  d) Regard du Bernage.   —   —.

Saint-Denis :
  Église abbatiale, propriété de l'État.

Vincennes :
  Château (vieux fort affecté aux services de la Guerre), propriété de l'État.

  Étendue du classement :
  a) Enceinte complète avec ses tours, portes et fossés (extérieurement seulement) ;
  b) Donjon avec sa chemise, son châtelet et ses fossés (extérieur et intérieur) ;
  c) Sainte Chapelle (extérieur et intérieur) ;
  d) Pavillon du Roi (façade) ;
  e) Pavillon de la Reine (façade).

Vitry :
  Église, propriété communale.

LOI

organisant la protection des sites et monuments naturels de caractère artistique

Le Sénat et la Chambre des députés ont adopté ;

Le Président de la République promulgue la loi dont la teneur suit :

Article premier. — Il sera constitué dans chaque département une commission des sites et monuments naturels de caractère artistique.

Cette commission sera composée :

Du préfet, président ;

De l'ingénieur en chef des ponts et chaussées et de l'agent voyer en chef ;

du chef du service des eaux et forêts ;

De deux conseillers généraux élus par leurs collègues et de cinq membres choisis par le conseil général parmi les notabilités des arts, des sciences et de la littérature.

Art. 2. — Cette commission dressera une liste des propriétés foncières dont la conservation peut avoir, au point de vue artistique ou pittoresque, un intérêt général.

Art. 3. — Les propriétaires des immeubles désignés par la commission seront invités à prendre l'engagement de ne détruire ni modifier l'état des lieux ou leur aspect, sauf autorisation spéciale de la commission et approbation du ministre de l'instruction publique et des beaux-arts.

Si cet engagement est donné, la propriété sera classée par arrêté du ministre de l'instruction publique et des beaux-arts.

Si l'engagement est refusé, la commission notifiera le refus au département et aux communes sur le territoire desquels la propriété est située.

Le déclassement pourra avoir lieu dans les mêmes formes et sous les mêmes conditions que le classement.

Art. 4. — Le préfet, au nom du département ou le maire, au nom de la commune, pourra, en se conformant aux prescriptions de la loi du 3 mai 1841, poursuivre l'expropriation des propriétés désignées par la commission comme susceptibles de classement.

Art. 5. — Après l'établissement de la servitude, toute modification des lieux, sans autorisation prévue à l'article 3, sera punie d'une amende de cent francs (100 fr.) à trois mille francs (3.000 fr.).
L'article 463 du Code pénal est applicable.
La poursuite sera exercée sur la plainte de la Commission.

Art. 6. — La présente loi est applicable à l'Algérie.

La présente loi, délibérée et adoptée par le Sénat et la Chambre des députés, sera exécutée comme loi de l'État.

Fait à Paris, le 21 avril 1906.

Signé : **A. FALLIÈRES.**

Par le Président de la République :
Le ministre de l'instruction publique, des beaux arts et des cultes,
Signé : Aristide Briand.

SITES CLASSÉS

PARIS

Septième Arrondissement

Esplanade des Invalides, propriété de la ville de Paris (A. M. du 19 novembre 1910).

Huitième Arrondissement

Champs-Élysées, avec le Cours-la-Reine (partie comprise entre la place de la Concorde et le rond-point inclusivement), propriété de la ville de Paris (A. M. du 19 novembre 1910).

Communes suburbaines du Département de la Seine.

Bonneuil

Ile de Bonneuil ou Ile Barbière, sur la Marne, propriété privée (A. M. du 18 mars 1913).

Boulogne-sur-Seine

Ile de la Folie (dépendance du bois de Boulogne), propriété de la ville de Paris (A. M. du 19 novembre 1910).

Nogent-sur-Marne

Jardin attenant à l'immeuble, rue Charles-VII, 16, propriété privée (A. M. du 19 février 1909).

Nota : En dehors du département de la Seine, la ville de Paris est propriétaire de deux anciens moulins à tan, situés à Moret et dépendant de la dérivation du Loing et du Lunain, qui ont été classés comme sites artistiques, par application de la loi du 21 avril 1906 (A. M. du 10 septembre 1913).

LOI
interdisant l'affichage
sur les monuments historiques et dans les sites ou sur les monuments naturels de caractère artistique.

Le Sénat et la Chambre des Députés ont adopté :

Le Président de la République promulgue la loi dont la teneur suit :

Article premier. — L'affichage est interdit sur les immeubles et les monuments historiques classés en vertu de la loi du 30 mars 1887, ainsi que sur les monuments naturels et dans les sites de caractère artistique classés en vertu de la loi du 21 avril 1906.

Il peut être également interdit autour des dits immeubles, monuments et sites, dans un périmètre qui sera, pour chaque cas particulier, déterminé par un arrêté préfectoral, sur avis conforme de la Commission des sites et monuments naturels de caractère artistique.

Art. 2. — Toute infraction aux dispositions du précédent article sera punie d'une amende de vingt-cinq francs à mille francs (25 à 1.000 francs).

Art. 3. — La présente loi est applicable à l'Algérie.

La présente loi délibérée et adoptée par le Sénat et par la Chambre des députés sera exécutée comme loi de l'État.

Fait à Paris, le 20 avril 1910.

Signé : A. FALLIÈRES.

Par le Président de la République :
Le Président du Conseil,
Ministre de l'Intérieur et des Cultes,
Signé : Aristide Briand.

Le Ministre
de l'Instruction publique
et des Beaux-Arts,
Signé : Gaston Doumergue.

Le Garde des Sceaux,
Ministre de la Justice,
Signé : Louis Barthou.

www.ingramcontent.com/pod-product-compliance
Lightning Source LLC
Chambersburg PA
CBHW060549050426
42451CB00011B/1829